AF299452

ESSAI

SUR

L'AFFECTION CUTANÉE ENDÉMIQUE

DES ZIBANS,

CONNUE GÉNÉRALEMENT

SOUS LE NOM DE BOUTON DE BISKARA,

PAR

LE Dr J. WEISS,

Ancien médecin aide-major de première classe aux ambulances d'Afrique, ancien chef de clinique chirurgicale à l'hôpital militaire de Strasbourg, ex-chef des travaux anatomiques et lauréat du Val-de-Grâce, membre honoraire de la Société anatomique de Paris, membre correspondant de la Société de médecine d'Alger et de celle de Strasbourg.

———

(Extrait de la *Gazette médicale de Strasbourg*.)

———

STRASBOURG,

IMPRIMERIE DE G. SILBERMANN, PLACE SAINT-THOMAS, 3.

1855.

ESSAI

sur

L'AFFECTION CUTANÉE ENDÉMIQUE

DES ZIBANS,

connue généralement

SOUS LE NOM DE BOUTON DE BISKARA.

————————

Depuis que la domination française en Afrique s'est étendue jusque dans les oasis des Zibans (1844 et 1845), les médecins français se sont trouvés à même d'observer la maladie cutanée spéciale à ces localités, qui affecte presque indistinctement tous ceux qui viennent habiter ces contrées, quels que soient leur tempérament, leur constitution, et de quelque nation qu'ils soient.

Bien des opinions ont déjà été émises sur cette singulière affection. Aucune n'ayant répondu à toutes les objections, j'ai moi-même repris la question; j'ai étudié toutes les conditions climatériques; j'ai consulté l'opinion publique (qui peut quelquefois mettre sur la voie de la vérité), soit près des indigènes, soit près des officiers stationnés depuis longtemps à Biskara.

Pendant seize mois, je me suis presque constamment trouvé en position de me livrer à cette étude, tant à Bis-

4

kara même qu'à Batna, sur des militaires ou colons originaires de tout pays, évacués de Biskara, et à Lambessa sur les soldats de la légion étrangère, rentrés de détachement avec leurs bataillons. C'est le résultat de mes investigations que je me propose de noter ici. Je ne me dissimule pas toute l'étendue des difficultés que je dois rencontrer; mais, dans un problème aussi délicat, chaque médecin doit faire connaître le fruit de ses méditations. Quelque faible que soit son tribut, il n'en servira pas moins à nous rapprocher de plus en plus de la vérité.

Avant d'exprimer nos idées sur l'étiologie de cette affection, nous allons décrire aussi complétement que possible les symptômes qu'elle présente. Cet exposé fera mieux comprendre qu'une définition ce que l'on a désigné sous le nom bien vague de *bouton de Biskara*. Une définition ne pourrait être que diffuse, en raison du grand nombre d'aspects divers sous lesquels s'offre la maladie. Les symptômes une fois décrits, nous verrons s'il y a possibilité de classer le bouton de Biskara[1].

Symptômes.

Comme dans toutes les régions les plus chaudes de l'Afrique, les habitants de Biskara sont sujets à de fréquentes maladies de peau. Ainsi, vers la fin de l'été et même dès le mois d'août, bien des personnes, sous l'influence d'une transpiration des plus copieuses, sont atteintes d'une éruption de petits boutons miliaires très-in-

---

[1] Nous continuerons à donner la dénomination de *bouton de Biskara* à cette maladie. Mais il faut remarquer qu'elle existe dans tous les autres oasis des Zibans; nous ne parlerons pas de celles-ci, parce qu'elles ne sont pas habitées par les Européens, et que nous-même, nous n'avons pu y étudier la maladie.

commode, qui disparaît facilement après l'usage de quelques bains simples. A cette éruption succèdent de nombreux furoncles, qui n'offrent rien de particulier et guérissent en peu de jours après la sortie des bourbillons. Plus tard, on est frappé du caractère ulcéreux que toutes les plaies ont de la tendance à prendre. C'est ce que nous avons surtout remarqué sur plusieurs malades, porteurs de bubons devenus ulcéreux; tous les topiques furent impuissants tant que les malades restèrent à Biskara. On les évacua sur l'hôpital de Batna, où un séjour de quelques semaines suffit pour amener une heureuse modification et une prompte guérison. Ce fait est curieux, parce qu'il coïncide avec l'apparition du véritable bouton de Biskara ; il indique une modification particulière de l'organisme, sur laquelle nous aurons l'occasion de revenir plus loin. Cette maladie peut affecter presque toutes les formes de dermatoses, mais avec ce caractère commun de tendre presque toujours à une ulcération interminable. Cependant nous verrons bientôt que *le plus souvent* elle se présente sous un aspect que nous n'avons pas l'habitude de remarquer en Europe.

Fort souvent le début s'annonce par la forme pustuleuse de l'*ecthyma* ou de l'*impetigo figurata* ; cela se remarque surtout quand le siége est à la face. Ainsi que dans l'impétigo, la peau devient rouge et le siége d'une chaleur et d'un prurit incommodes; puis apparaissent des pustules, légèrement plus grosses, il est vrai, que dans l'impétigo. Ces pustules se rompent et forment des croûtes analogues à du miel desséché ; les croûtes tombent, mais sont remplacées bientôt par de nouvelles, qui finissent par rester plus ou moins de temps, pendant lequel la peau sous-jacente devient le siége d'une ulcération rongeante, à bords frangés, taillés à pic, comme dans l'*impetigo rodens*. Remarquons que, pendant cette évolution|, les fonctions sont généralement dans toute leur intégrité. L'ulcère ainsi produit dure un temps plus ou moins long, quelquefois un an ou plus, si le sujet ne change pas de localité; fort souvent le fond de l'ulcère se couvre de végétations rouges, bourgeonnantes, et présente une forme que nous appelons *variété végétante*. Cela se remarque surtout au nez, qui offre alors l'aspect d'une framboise ou d'une fraise vermeille, quant à la couleur et à la forme. Après la cicatrisation, le nez reste hypertrophié, rouge, et offre l'aspect repoussant qui suit l'affection bien connue en France sous le nom de *couperose (acné rosacea)*.

La forme *tuberculeuse* est plus commune que les précédentes; elle constitue le *type* du bouton de Biskara. Après plusieurs jours d'un prurit très-vif, il apparaît sur la surface cutanée une ou plusieurs saillies, qui ont leur siége dans l'épaisseur de la peau, puisque, en formant un pli à celle-ci, entre le pouce et l'index, ces tubercules paraissent se détacher et s'isoler du tissu cellulaire sous-jacent. Ce tubercule, après avoir commencé par un point imperceptible, grandit quelquefois pendant plusieurs mois. Indolent jusque-là, il finit par s'enflammer et se recouvrir d'une petite pustule, qui peu à peu se sèche et forme une légère croûte. Celle-ci une fois tombée, l'épiderme se montre comme desséché; il forme des écailles minces nacrées, qui tombent au fur et à mesure de leur formation, soit par le frottement des vêtements, soit sous le doigt du malade, qui n'est que trop disposé à se gratter pour calmer le prurit. Au premier abord, on croirait avoir affaire à une dartre crustacée, si ces écailles ne recouvraient une saillie conoïde, de couleur livide, et entourée d'empâtement considérable.

Fort souvent le prurit cesse, et le malade se croit débarrassé ; mais bientôt la démangeaison recommence et indique que du pus s'est reformé ; l'épiderme se crevasse pour lui donner issue, puis se referme pour se détacher ou se crevasser de nouveau. Ces alternatives continuent ainsi quelquefois pendant plusieurs mois, sans arriver à la période d'ulcération ; et, quand le bouton est définitivement desséché et que l'engorgement est dissipé, il reste le plus souvent une cicatrice irrégulière, déprimée, qui finit par devenir blanche et ressembler aux cicatrices suites de *rupia*.

D'autres fois, et c'est ce qui arrive le plus souvent, la forme tuberculeuse a une période de plus, celle d'ulcération. Au lieu de tendre à la résolution, après un temps plus ou moins long et un nombre plus ou moins grand de chutes de croûtes, le derme présente une cavité ulcéreuse, à fond inégal, bourgeonné, et de couleur chair vive. Les bords de l'ulcère sont frangés, coupés à pic et comme gaufrés, quelquefois renversés ; il s'est fait une plus ou moins grande perte de substance, ce qui donne à cette vaste ulcération un aspect dégoûtant. Le pus qui en découle exhale une odeur *sui generis*. Sa surface, sans y comprendre le cercle érysipélateux qui l'entoure, présente une étendue plus ou moins grande, depuis quelques lignes jusqu'à 3 et 4 pouces.

Si un ulcère se trouve très-rapproché d'un autre, leurs bords se rencontrent bientôt et se confondent, pour ne plus former qu'une seule ulcération ovalaire, ellipsoïde et même très-irrégulière, si plusieurs ulcères se sont réunis. La perte de substance qu'entraîne toujours le bouton

est une preuve évidente qu'il intéresse toute l'épaisseur
de la peau. Cet ulcère, après s'être étendu pendant un
mois ou deux, se couvre de bourgeons charnus, de bonne
nature, surtout si on l'a excité par la cautérisation ; les
bords s'affaissent et la cicatrisation s'opère. La cicatrice
indélébile, quelquefois assez profonde, qui en résulte, est
d'abord livide, d'une couleur brune violacée ; peu à peu
l'auréole érysipélateuse environnante perd de son inten-
sité, pâlit et se confond avec la teinte ordinaire de la
peau. Avec le temps, la cicatrice devient lisse, blanche,
à bords plus ou moins obliques, et semblable à celles qui
suivent les brûlures au troisième degré.

On voit, d'après cette description, que la *forme tu-*
berculeuse du bouton de Biskara présente plusieurs périodes : 1° période d'éruption (tubercule) ; 2° période de
suppuration (pustule) ; 3° période d'ulcération ; 4° période
de cicatrisation. Fort souvent la maladie ne comporte
que les deux premières périodes, et n'en laisse pas moins
une cicatrice ineffaçable. Remarquons également que les
quatre périodes que nous venons de décrire se retrouvent
avec à peu près les mêmes caractères dans la description
du bouton d'Alep faite par M. GUILLON (Thèse de Paris,
1855).

Définition.

Ainsi, nous voyons que l'affection cutanée de Biskara
ne peut être définie autrement que par ces mots : Maladie
née sous l'influence du climat de Biskara, à formes très-
variées, *le plus souvent à forme tuberculeuse*, ayant
toujours une marche lente et obscure, et pour résultat
presque général un ulcère rongeant et une cicatrice dif-
forme.

Nature et anatomie pathologique.

Ce n'est pas un clou, comme on a voulu l'appeler d'abord, car un clou suppose un bourbillon, et ici il n'en existe pas. C'est une dermatose n'ayant à mes yeux qu'un analogue parfait, le bouton d'Alep.

Nous n'avons pas pu faire l'étude anatomique de cette maladie, car jamais elle n'a entraîné la mort, et jamais nous n'avons pû trouver des boutons de Biskara sur des cadavres d'hommes morts d'autres affections. Cependant nous croyons pouvoir certifier que le tubercule qui forme le début de la maladie réside dans l'épaisseur du derme, puisque, comme nous l'avons dit dans les symptômes, en formant un pli à la peau, il paraît se détacher et s'isoler du tissu cellulaire sous-jacent. Quand le bouton a quelques mois de durée, l'empâtement n'est plus limité au derme; il doit s'étendre au tissu cellulaire sous-cutané.

Siége.

Le siége de prédilection du bouton de Biskara est la face et les membres (les avant bras et les jambes surtout). Sur plus de deux cents boutons que nous avons observés, pas un n'existait sur le tronc; d'où un nouveau point de contact avec le bouton d'Alep.

Étiologie.

Cette maladie attaque indifféremment les personnes de tout âge, de tout sexe, de tout tempérament, de toute condition, qui habitent Biskara ou, pour mieux dire, une des oasis des Zibans, telles que Lichana, Sidi-Occba, Tolgha, Zaatcha, etc. Les indigènes en sont atteints tout comme les Européens. Ces derniers contractent la maladie après un temps d'incubation très-variable ; on l'a vue survenir au bout d'un mois, et d'autres m'ont assuré ne pas en avoir été affectés après un et même deux ans de séjour. Y aurait-il donc une certaine immunité pour quelques personnes ? Je ne le pense pas. Tôt ou tard ce semblant d'immunité devra cesser, si nous voulons en juger par analogie avec le bouton d'Alep ; pour ce dernier, M. GUILLON dit, dans la thèse citée plus haut, qu'on l'a vu apparaître quelquefois au bout de dix, quinze et même vingt années de séjour.

En dermatologie, l'étiologie est généralement fort difficile. Si, dans nos pays, pour les maladies de la peau , qui présentent tant de variétés différentes , les causes qui les engendrent sont le plus souvent si difficiles à découvrir, ce n'est pas étonnant; elles atteignent, en effet, les constitutions et les tempéraments les plus variés et placés dans les conditions hygiéniques les plus hétérogènes. Pour une maladie endémique, comme le bouton de Biskara, les mêmes difficultés n'existent pas; aussi est-il étonnant que la simple inspection de tous les principes d'insalubrité n'ait pu en fournir sur-le-champ une explication satisfaisante et à l'abri de toute objection.

Topographie médicale.

C'est ici que la topographie médicale de Biskara trouvera le mieux sa place ; nous allons donc relater le fruit de nos observations.

A. DESCRIPTION DES LIEUX.

1° *Situation*. L'oasis de Biskara se compose d'une forêt de palmiers ayant près de douze kilomètres de circonférence, dans laquelle sont groupés sept villages arabes. Elle est située aux limites nord du désert de Sahara et sur la rive droite de la rivière salée de l'Oued-el-Kantara, par 54°,05 de latitude nord, et 5°,04 de longitude est. La plaine de Biskara, éloignée de près de 520 kilomètres de la Méditerranée, n'est qu'à 75 mètres au-dessus du niveau de la mer (FOURNEL); elle est bordée au nord par une chaîne de montagnes qui la sépare du Tell et qui court à peu près directement de l'est à l'ouest, à environ 6 kilomètres nord de Biskara. Cette chaîne de montagnes influe singulièrement sur la température de Biskara, en formant un rempart naturel contre les vents du nord, et en concentrant et réfléchissant les rayons solaires sur la plaine située immédiatement à son midi.

2° *Nature du sol.* Le sol de l'oasis est composé d'un terrain d'alluvion, de nature argileuse; au-dessous sont des bancs de calcaire compact, entre lesquels existent des marnes poreuses. Il est recouvert presque partout de palmiers et d'un petit nombre de figuiers, de grenadiers, d'orangers, d'oliviers; à l'ombre de ces arbres, grâce à des irrigations bien ménagées, les habitants cultivent des légumes, des fruits et quelques céréales.

5° *Habitations.* Avant 1852, nos militaires étaient casernés dans l'ancienne Kasbah, située au milieu de l'oasis. C'étaient des habitations malsaines, par les effluves émanés de deux énormes mares d'eau entourant le fort, et aussi provenant de l'intérieur même de l'oasis, car il faut remarquer que chaque palmier est entouré d'un fossé circulaire d'environ 60 centimètres de diamètre et 40 centimètres de profondeur. Au moyen de rigoles, les Arabes conduisent dans ces fossés l'eau nécessaire à cette sorte d'arbres. Elle y séjourne jusqu'à ce qu'elle ait été entièrement évaporée ou absorbée par le sol ; il en résulte de petites mares, où les matières organiques se décomposent et produisent des miasmes qui devaient être très-nuisibles aux habitants de la Kasbah.

De nos jours, ce fort est presque détruit ; il en a été construit un autre au nord et en dehors de l'oasis. Le nouveau fort, connu sous le nom de Saint-Germain, est construit en belles pierres de taille, dont la carrière se trouve tout à côté. Cet établissement, comprenant à la fois la caserne et l'hôpital, ne laisse rien à désirer sous le rapport de la position et de la construction. Les matériaux en sont des meilleurs et presque inaltérables.

Entre l'oasis et le fort Saint-Germain se trouvent quelques maisons de colons européens et le village arabe appelé Ras-el-Ma. Les maisons arabes sont construites en terre cuite au soleil ; les murs sont très-épais à cause du peu de solidité des matériaux employés. Cette épaisseur produit un utile résultat sous le rapport hygiénique ; elle s'oppose à l'établissement prompt de l'équilibre de température entre l'air extérieur et l'intérieur des maisons, de sorte qu'en été les logements sont frais, et chauds en hiver.

B. CLIMATOLOGIE ET MÉTÉOROLOGIE.

1° *Atmosphère ; sa composition.* Nous n'avons pu faire l'analyse de l'air de Biskara, privé que nous étions des instruments nécessaires à une pareille opération. Du reste, les éléments qui ont pour le médecin le plus d'intérêt sont précisément ceux qui échappent à toute analyse ; je veux parler des miasmes, dont la présence nous est encore souvent démontrée à Biskara par l'apparition des fièvres. Hâtons nous cependant d'ajouter que de nos jours elles sont infiniment moins fréquentes qu'à l'époque où nous habitions encore l'ancienne Kasbah, malgré les inondations que les Arabes ont l'habitude de produire, en automne, sur les terres qui environnent l'oasis, dans le but de les fertiliser.

2° *Vents.* Les vents dominants sont ceux du nord-ouest et du nord d'une part, et ceux du sud-est et de l'est d'autre part. A Biskara, le sirocco est le vent du sud-est ; il n'en est pas de même pour tous les points de l'Algérie. Il souffle en toute saison. On le reconnaît à sa direction, à son peu de vitesse et à la poussière qu'il entraine et qui donne au ciel un aspect gris de plomb. Cette poussière, très-fine, gêne peu la vue et la respiration quand on se trouve loin du fort ; près des habitations, il n'en est pas de même. Le sirocco y soulève des tourbillons de sable qui gênent considérablement. La température augmente, à l'approche du sirocco, ordinairement de 5 à 6 degrés seulement, parce que l'atmosphère de la localité a déjà une température presque égale à la sienne. Mais un de ses effets les plus marqués est un abattement physique qui se prononce surtout chez les malades et occasionne des rechutes et même des décès.

3° *Température.* La température, en été, s'élève jusqu'à 45 degrés et même 50 degrés centigrades à l'ombre, 65 à 70 au soleil. En hiver, elle ne descend ordinairement que jusqu'à 9 ou 10 degrés centigrades. Cependant, dans des années exceptionnelles ; le thermomètre s'est abaissé quelquefois jusqu'à + 2 degrés et même + 1°,5. La température maximum a été observée quarante-huit jours après le solstice d'été, et la température minimum quarante-cinq jours après le solstice d'hiver. La température minimum de la journée arrive ordinairement un peu

avant le lever du soleil ; la température maximum coïncide avec deux heures du soir. Les journées et les nuits
ont, à très-peu de chose près, la même température pendant l'été; aussi y a-t-il absence à peu près complète de
rosée (observations de MM. QUESNOY et BELLOT, consignées
dans les *Mémoires de médecine et de pharmacie militaires*, 1852).

4° *Pluies, neige*. Les pluies sont très-rares et très-peu
abondantes ; les deux mois de pluie sont mars et février.
Le reste de l'année, il n'y a que quelques pluies acciden-
telles, qui ne durent que quelques instants. Pendant les
mois de janvier et février 1854, nous n'avons eu une
pluie fine que pendant deux heures.

Les orages sont assez fréquents en automne, surtout le
soir, mais peu violents. Ils s'accompagnent d'un faible
roulement de tonnerre plutôt que de détonations violentes
et instantanées.

On y observe rarement de la glace; si elle arrive, elle
est très-mince et fond peu après le lever du soleil.

Il y a rarement de la neige. Quand il en tombe, c'est
regardé comme un phénomène curieux. Encore ne sont-ce
que quelques rares flocons qui fondent en tombant.

L'air de Biskara est donc habituellement sec.

5° *Eau*. L'eau que l'on boit à Biskara est fournie par
l'Oued-el-Kantara, rivière qui prend sa source dans les
montagnes de Batna et coule pendant quelque temps au
milieu des montagnes formées de sel gemme (*djebel
melhh*) qui se trouvent au nord-est d'El Ontaïa, environ
sept lieues de Biskara. Nous avons pu nous convaincre
par nous-même que l'eau de l'Oued-el-Kantara est po-
table avant d'avoir traversé ces chaînes de montagnes
d'origine volcanique, et ne présente un goût saumâtre

qu'au sud d'El-Outaïa. Cette eau est plus abondante pendant l'hiver, par suite des pluies et des neiges des Monts-Aurès; par conséquent, elle est moins chargée de ces sels. Pendant l'été, au contraire, où une grande partie de l'eau s'évapore, la petite quantité qui reste se trouve sursaturée de principes salins.

Elle est rarement limpide; après les pluies qui surviennent dans le Tell, elle devient trouble, épaisse, et renferme beaucoup de limon.

Un barrage pratiqué au-dessus du fort sert à amener l'eau nécessaire aux usages domestiques et celle qui est employée pour la culture.

Selon M. TRIPIER, pharmacien principal, cette eau renferme par kilogramme :

Acide carbonique libre (comme l'eau ordinaire).

	Grammes.
Chlorure de sodium.	} 1,20.
Chlorure de magnésium	
Chlorure de calcium (des traces).	
Sulfate de chaux.	0,40.
Sulfate de soude.	0,25.
Sulfate de magnésie (des traces).	
Carbonate de chaux.	0,15.
Carbonate de magnésie (des traces).	
Matière organique, environ . . .	0,10.
	2,10.

Cette eau précipite le savon et cuit mal les légumes. Son infériorité, relativement aux bonnes eaux potables, est due à la quantité plutôt qu'à la nature des sels qu'elle contient. Sans en faire l'analyse, on s'aperçoit de la

grande dose de sels qu'elle renferme, par la poussière
blanche salée que la rivière dépose sur la plage de distance en distance. Lorsque la terre a été plusieurs fois
arrosée avec celte eau, elle se recouvre d'une pellicule
blanche de sel.

L'eau de Biskara a un goût désagréable, auquel on
finit cependant par s'habituer. Elle est légèrement purga-
tive pour les nouveaux arrivés. Le filtrage est employé
sans succès, du moins contre les sels qu'elle contient.

Elle est, de plus, très chaude, à cause du long trajet
qu'elle a parcouru à l'air libre sous une température éle-
vée. Malgré la précaution qu'ont les habitants de Biskara
de la rafraîchir dans des vases recouverts de drap ou des
algarozas, il leur est impossible de lui donner une température agréable au goût; au mois de juillet 1855, nous
buvions de l'eau ayant en moyenne 20 à 22 degrés.

C. ALIMENTATION.

Dans les premiers temps de l'occupation de Biskara,
l'alimentation laissait beaucoup à désirer, à cause du
manque de convois et de l'absence d'établissements convenablement installés pour la fabrication du pain. Aujourd'hui la nourriture du soldat est aussi bonne que possible; la viande, sans être de qualité supérieure, est
bonne. De plus, chaque compagnie a un jardin qui lui
fournit abondamment des légumes frais en toute saison.

Maintenant que nous avons jeté un coup d'œil rapide
sur la topographie médicale de Biskara, reprenons la dis-
cussion de l'étiologie du bouton de ce nom.

Comme causes du bouton de Biskara, l'on a invoqué:
1° Une cause externe, telle qu'une piqûre d'insecte;
2° l'usage des dattes nouvelles, mûres ou non; 3° les

excès alcooliques ; 4° la mauvaise alimentation ; 5° la syphilis ; 6° l'usage de l'eau saumâtre ; 7° la répercussion de
la transpiration.

1° Le bouton de Biskara est-il produit par *une cause
externe, telle que la piqûre d'un insecte venimeux ?*
Une seule remarque suffit pour démontrer que cette opinion ne mérite pas un examen sérieux. Bien des personnes quittent Biskara sans avoir jamais été atteintes de
cette affection, et arrivent dans des localités où elle n'apparaît jamais spontanément. A peine arrivées, des boutons se déclarent sur elles. Elles ont donc dû emporter
de Biskara le germe de la maladie. C'est ce que j'ai observé sur un très-grand nombre de militaires d'un bataill-
lon du 2e régiment de la légion étrangère, revenant de
Biskara. Pendant tout le premier mois de leur séjour à
Lambessa, tous les jours de nouveaux malades se présentaient à ma visite, porteurs de boutons récemment
éclos. Le 28 mars 1854, il nous est même arrivé à l'hôpital militaire de Batna un soldat, nommé Fournès, avec
un bouton datant de huit jours, et ce militaire avait quitté
Biskara depuis trois mois.

2° Les indigènes attribuent le bouton de Biskara à
l'*ingestion des dattes nouvelles,* à cause de la coïncidence
du début de la maladie et de l'époque de la récolte du
fruit du palmier. Cette opinion n'est pas plus rationnelle
que la première, car les Arabes du Sahara, qui se nour-
rissent presque exclusivement de dattes seules ou mêlées
à du lait, du couscoussou ou de la galette, ne sont pas
plus maltraités que les Européens par le bouton ; de plus,
il est des oasis de palmiers, celle d'El-Kantara par
exemple, où cette affection n'apparaît jamais.

3° L'*usage immodéré des liqueurs alcooliques* peut-il

être mis parmi ces causes ? Je ne le pense pas. Bien des militaires faisant un usage habituel des liqueurs fortes n'ont pas été atteints, et d'autres qui ne boivent que de l'eau, les indigènes par exemple, n'en sont pas exempts.

4° Si autrefois on pouvait invoquer la *mauvaise alimentation*, il n'en est plus de même aujourd'hui, puisqu'elle est aussi bonne que possible.

5° La *syphilis* n'est pas plus une cause du bouton ; car, d'une part, il s'est manifesté chez des sujets n'ayant jamais eu aucun symptôme syphilitique, et, d'autre part, il ne sévit pas plus sur les malades actuellement atteints d'une maladie vénérienne quelconque que sur les individus non syphilitiques.

6° La *composition de l'eau* de Biskara rendrait compte jusqu'à un certain point de l'apparition de ces dermatoses.

7° Par les fortes chaleurs de l'été, la transpiration dépasse en abondance tout ce qu'on peut imaginer, même pendant les nuits, qui, comme nous l'avons dit, sont également très-chaudes; elle est poisseuse; les linges qui s'en imprègnent deviennent comme empesés. Nous avons même observé qu'après ces sueurs copieuses, la peau et la chemise se recouvrent d'une poudre blanchâtre, cristalline et d'aspect salin. Pour réparer des pertes aussi considérables, l'on est forcé d'absorber de fortes doses de liquide, qui malheureusement n'étanche pas la soif, d'où une cause incessante de transpiration. Une sécrétion aussi exagérée ne peut manquer que d'altérer la peau par la fluxion très-énergique qui s'y opère. Il n'est donc pas étonnant que nous trouvions à Biskara un si grand nombre d'affections cutanées. Mais pourquoi cette forme spéciale qui apparaît en automne? C'est qu'alors les fonctions de la peau se ralentissent tout à coup. Pendant l'été, la cha-

leur de la nuit vous force à ne vous couvrir que très-lé-
gèrement; la plupart des militaires même couchent dehors. Vers la fin d'octobre, les nuïts commencent à devenir fraîches, et cependant on n'a pas encore l'habitude de
se couvrir plus qu'en été. La sécrétion de la peau dimi-
nue, pendant que le corps est encore imprégné de ce prin-
cipe poisseux et salin qu'il a contracté durant l'été. N'est-
il pas permis d'admettre que la nature fait alors un effort
pour éliminer d'une manière artificielle ce que la sueur
ne peut plus rejeter? Pour arriver à une conclusion sans
réplique, il eût fallu faire l'analyse du pus des boutons
et la comparer à celle de l'eau; peut-être eût-on trouvé
de part et d'autre les mêmes éléments. C'est une étude
que nous n'avons pas pu faire, par défaut de réactifs
chimiques, et qui serait très-intéressante.

Des personnes ont été atteintes de boutons de Biskara,
me dira-t-on, sans avoir bu de l'eau de la localité (fait
qui m'a été confirmé par des officiers habitant cette gar-
nison, et qui pendant toute une saison n'avaient bu que
de l'eau qu'ils faisaient venir d'El-Kantara). — Mais ces
personnes n'ont-elles pas mangé de la viande provenant
d'animaux du pays, et des légumes qui avaient été arro-
sés par l'Oued-el-Kantara?

Pourquoi, dira-t-on également, la même affection ne
se produit-elle pas dans d'autres localités de la province
d'Oran ou d'Alger, où l'eau est tout aussi saumâtre et la
température aussi forte? — Tout d'abord, la similitude
parfaite est à prouver, et, en outre, n'est-il pas permis
d'admettre que l'eau de Biskara renferme des principes
que la chimie n'est pas capable de découvrir? Peut-être
aussi l'atmosphère a-t-elle dans sa composition certains
éléments, émanés du sol, qui produisent, de concert avec

cette eau malsaine, une *septicémie spéciale*, dont la manifestation extérieure n'apparaît quelquefois qu'après
avoir changé de climat.

Faisons remarquer que toutes les oasis des Zibans sont
arrosées par l'eau de l'Oued-el-Kantara ; il est donc assez
rationnel que nous attribuions à son usage l'affection cutanée qui y règne, et surtout en l'absence de toute autre
cause probable. Un motif analogue a fait attribuer le bouton d'Alep à l'usage des eaux du Coïq, qui passe par Alep
et par tous les villages où apparaît ce bouton.

De même aussi que pour le bouton d'Alep, aucune observation rigoureuse ne prouve jusqu'ici la contagion du
bouton de Biskara.

Diagnostic.

Le diagnostic est obscur au début. Le bouton endémique de Biskara n'exclut pas, en effet, les affections cutanées qu'on rencontre dans d'autres localités. Sa durée
très-longue, les formes spéciales qu'il affecte au bout d'un
certain temps, permettent seules de porter un diagnostic
précis. La forme tuberculeuse est celle qui prend le plus
rapidement les caractères pathognomoniques à l'aide desquels la confusion n'est plus possible.

Pronostic.

Le pronostic n'a de gravité que par les cicatrices difformes qui en résultent et qui sont fâcheuses lorsqu'elles
atteignent la face. Nous avons vu une dame d'officier être
ainsi défigurée à jamais par un bouton siégeant à la joue ;
et bien des militaires ont quitté Biskara avec des nez d'un
aspect repoussant.

Le danger est plus grand encore si le bouton atteint les paupières; il devient alors urgent d'évacuer au plus vite le malade.

Traitement.

Nous avons pu nous convaincre par notre propre expérience, aussi bien que par la croyance populaire, que rien n'est susceptible d'arrêter la marche de cette maladie. Bien plus, les boutons dégénèrent d'autant plus facilement pour arriver à l'état d'ulcère, qu'ils ont été contrariés dans leur éclosion par une médication active. Nous avons essayé toute espèce de topique, sans arriver à les faire avorter. Fort souvent, si le malade peut se résigner à résister à ses démangeaisons intolérables, sans se gratter fortement, la guérison arrive spontanément, mais avec une durée d'un an à quinze mois. Toutefois, ce fait n'est pas général, et la patience n'est pas toujours couronnée de succès; l'ulcération arrive envers et contre tout. Sur les militaires que nous avons observés à Lambessa, nous nous sommes toujours contenté d'appliquer des carrés de diachylum ou de sparadrap de Vigo *cum mercurio*, et nous nous sommes bien trouvé de cette médication peu active; il est vrai de dire que le changement de climat nous secondait puissamment. Généralement, nous administrions en même temps les sudorifiques à l'intérieur, et quelquefois des purgatifs légers.

Les ulcères, nous les traitions suivant l'aspect particulier qu'ils présentaient. Étaient-ils enflammés, nous avions recours aux émollients. Le plus souvent, la cautérisation était indispensable, soit pour exciter le fond de l'ulcère indolent, soit pour en déprimer les bourgeons fongueux. Dans la forme végétante, la cautérisation au nitrate d'argent n'était pas suffisante; nous étions forcé d'employer le nitrate acide de mercure. Le fer rouge même devenait quelquefois nécessaire pour détruire les végétations qui renaissaient sans cesse, et éviter par là des cicatrices bourgeonnées.

Lorsque nous avions affaire à la forme impétigineuse, nous faisions appliquer des cataplasmes émollients pour faire tomber les croûtes, avant d'employer la cautérisation.

Quelquefois cependant rien, même le fer rouge, ne peut arrêter la marche croissante de l'ulcère, tant que le malade ne se décide pas à changer de climat.

C'est ce que nous avons surtout observé sur le nommé Dugare, soldat au 5ᵉ régiment de chasseurs d'Afrique. Toute notre médication resta sans effet pendant le séjour de ce militaire à Biskara. L'ulcère végétant dont il était porteur couvrait tout le nez et les deux pommettes et menaçait de détruire les paupières inférieures. Arrivé à Batna, pour se rendre avec son escadron à Constantine, il fut forcé d'entrer à l'hôpital ; l'air vif de la route et la neige qui tombait à flots (mois de février 1855) avaient produit une inflammation considérable. Des cataplasmes furent appliqués, les sudorifiques administrés à l'intérieur, et de deux jours l'un on cautérisa avec le crayon de nitrate d'argent. Grâce à ce traitement, secondé par le changement de climat, la guérison fut complète vers la fin de mars, et, remarquons-le, les mêmes moyens avaient été employés sans nul résultat à Biskara.

Nous n'oserions formuler un *traitement prophylactique* à jamais infaillible. Cependant nous croyons utile de faire connaître les règles hygiéniques qui nous paraissent appropriées à la localité et qui peut-être ont contribué à nous préserver de cette maladie.

1° Ne boire qu'une quantité modérée d'eau, toujours unie à du vin ou du café, clarifier l'eau saumâtre, chargée de corps étrangers, de détritus de végétaux, d'animaux infusoires, qui se putréfient en moins de vingt-quatre heures et lui donnent une odeur nauséabonde, chargée d'hydrogène sulfuré;

2° Faire usage, surtout en automne, d'une boisson légèrement diaphorétique, telle que l'infusion de tilleul, de thé ou de café;

3° Porter des vêtements de laine en toute saison;

4° Faire des frictions sèches sur tout le corps, de temps à autre;

5° Prendre quelquefois des bains de vapeur, dits bains maures, ou des bains sulfureux. Il existe, à 6 kilomètres environ du fort Saint-Germain, une source sulfureuse à 40 degrés (*Hamman Ksurbeizet*, sur la tribu d'El-Oulhaïa), dont l'usage me paraît très-utile, soit comme prophylactique, soit comme moyen curatif destiné à modifier avantageusement l'aspect des ulcères de Biskara. Jusqu'ici on n'y a pas encore fait d'établissement pour pouvoir prendre les bains convenablement; c'est une lacune à remplir. Pour notre compte, lorsque nous jugions utile de prendre ces bains, nous y faisions dresser notre tente, et, en sortant du bassin, nous nous enveloppions soigneusement de couvertures et de burnous, qui entretenaient pendant quelque temps une transpiration salutaire.

Je n'oserais certifier que l'exécution rigoureuse de ces préceptes hygiéniques garantit à coup sûr du bouton de Biskara; mais sans contredit elle donne quelque chance de s'en préserver.